ANALYSE

DE LA

SUGGESTION MÉDICALE

Par le Dr A. M. BLOCH

Médecin de l'Asile de Vincennes
(Convalescents des hôpitaux de Paris)
Membre de la Société de Biologie
Lauréat de l'Institut

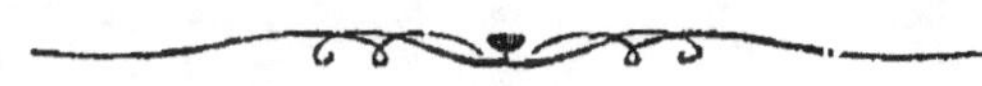

PARIS

Henri JOUVE, Éditeur

15, RUE RACINE, 15

1898

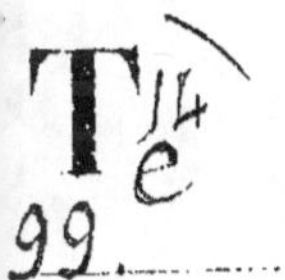

ANALYSE

DE LA SUGGESTION MÉDICALE

ANALYSE

DE LA

SUGGESTION MÉDICALE

Par le Dr A. M. BLOCH

Médecin de l'Asile de Vincennes
(Convalescents des hôpitaux de Paris)
Membre de la Société de Biologie
Lauréat de l'Institut

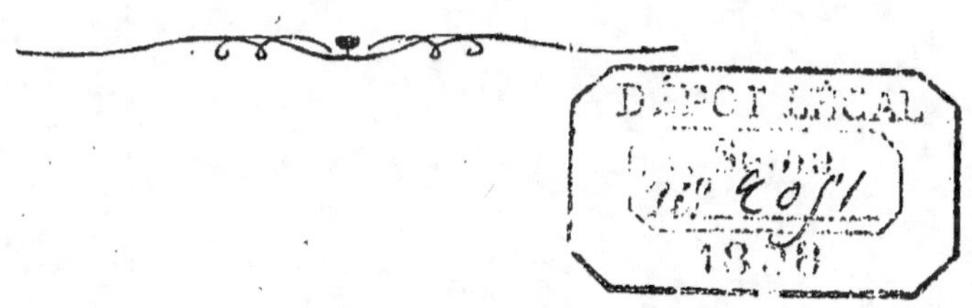

PARIS

Henri JOUVE, Éditeur

15, RUE RACINE, 15

—

1898

ANALYSE

DE LA SUGGESTION MÉDICALE

La suggestion médicale est une branche nouvelle de l'art de guérir. Les observations relatives à ce mode de traitement sont si nombreuses, les résultats si favorables, qu'on ne saurait trop les affirmer, afin de multiplier les applications de la méthode. Pour atteindre ce but, il convient de mettre la cure par suggestion à sa vraie place dans la nomenclature des phénomènes psycho-physiques, de lui retirer cette apparence mystérieuse et surnaturelle qui, pour beaucoup de personnes, la fait tenir en suspicion et nuit à son légitime développement ; il faut montrer comment la suggestion se rattache, par un lien ininterrompu, aux manifestations ordinaires, vulgaires, de l'influence que tout individu possède et qu'il peut imposer, plus ou moins aisément, à une autre personne ; il faut qu'on sache que, dans ce traitement psychique, il n'entra rien de supranaturel, rien qui suppose chez le médecin un pouvoir occulte ou des pratiques inexplicables ; il faut qu'il soit bien avéré que les faits relatifs à la suggestion sont entrés dans le domaine médical, au même titre que l'administration des drogues préparées par le pharmacien, qu'ils ont leurs règles et leurs doses, comme les médicaments des officines, qu'ils peuvent être publiés en observations détaillées et topiques, aussi bien que les exemples afférents à la médecine et à la thérapeutique des maladies ordinaires ; enfin, il faut, et c'est par cela que je veux finir ces prolégomènes, il faut qu'on soit bien informé de l'innocuité absolue de cette médication suggestive, lorsqu'elle est faite honnêtement et intelligemment. Cette dernière restriction n'a pas de quoi surprendre ni troubler le lecteur : elle est rationnelle, au même titre que le serait toute remarque suspensive relative à la médecine générale. Ne faut-il pas, en effet, pour prescrire des potions ou des pilules, le faire honnêtement et intelligemment ? Tout ce qui touche à l'exercice de notre difficile profession est de même ordre et nécessite les mêmes qualités.

I

Suggérer quelque chose à quelqu'un, cela veut dire, apporter à une autre personne une manière nouvelle ou différente de penser sur un sujet plus ou moins déterminé. Ce travail qu'exerce un esprit sur un autre peut être plus ou moins énergique, plus ou moins suivi d'effets, mais il est constant et un des plus puissants mobiles de la pensée humaine : la moindre réflexion suffit à mettre hors de doute son authenticité.

Lorsqu'il est unique ou rare, on l'appelle avis, conseil, ordre, sommation, etc.; suggestion quand il est développé suivant certaines conditions que je vais dire; lorsqu'il est habituel, peu sensible à l'analyse, à cause de sa répétition même, on le nomme influence, autorité, éducation. Dans tous les cas, c'est une opération perpétrée sur autrui et dont l'application vise une partie ou la totalité de l'âme du sujet.

Par opposition, on donne le nom d'auto-suggestion au résultat intérieur du conflit des pensées amenant des effets variables à l'infini et ce terme exprime une interminable série de phénomènes, depuis la simple association des idées qui façonne, dans notre intellect, les éléments fournis par le monde extérieur ou par nos

sensations internes, association d'où sortent nos jugements et nos actes, jusqu'à l'impotence absolue du
névropathe qui se croit incapable du moindre mouvement, jusqu'à l'hallucination de l'épileptique qui produit les impulsions homicides.

Or, comme le traitement psychique par la suggestion consiste à établir, dans l'esprit du malade, une
saine appréciation de son état et une direction rationnelle de sa volonté, — toutes choses où son moi se
fourvoie, — on peut dire que la suggestion médicale
n'est rien autre que le combat, que le bon combat,
contre les auto-suggestions maladives.

II

La suggestion s'exerce par tous les moyens que
l'homme possède pour communiquer avec ses semblables : le geste, le regard, la parole, l'exemple sont
suggestifs à des degrés divers, selon leur mode d'application. Ici encore, je ferai remarquer que je ne sé
pare pas la suggestion médicale, curative, méthodi-
que, ees suggestions diverses dont les actions humai-
nes sont justiciables; toutes ces influences procèden
de la même essence et on retrouve aisément leur fona
commun sous la variété de leurs formes. On peut les
diviser en deux catégories distinctes, dont la pre
mière, seule, nous occupera : les suggestions direc-
tes, d'hommes à hommes et les suggestions indirectes,
innombrables, incessantes, trop disparates pour pouvoir être classées, qui sont la base consciente ou in-

consciente de la plupart de nos jugements et de nos actes. Cette classification, je le confesse, est un peu artificielle ; les limites ne sont pas franches, qui séparent les deux ordres de suggestions et il serait difficile de ranger tel ou tel exemple dans l'une ou l'autre des deux catégories. Mais peu importe : ces sortes de définitions, ces classements préliminaires n'ont pas la prétention d'être absolus, on ne doit leur demander qu'une approximation rationnelle, pourvu qu'ils servent à faciliter l'étude qui les concerne.

Faut-il citer des exemples de suggestion indirecte ? l'action dirimante d'un souvenir, l'émotion produite par une lecture, l'impression belliqueuse évoquée par la vue d'un régiment qui passe, la pitié qu'inspire la vue des misérables, l'impulsion provoquée par le spectacle d'un homme qui se noie, d'un enfant pris dans un incendie ; toutes ces suggestions modifient dans le sens qui leur est propre le tour ordinaire de nos pensées et incitent à l'action, à l'action fin dernière de nos jugements et de tous nos processus psychiques.

Mais ce sujet nous entraînerait trop loin et nous ne pouvons le développer comme il conviendrait. Passons au premier mode de suggestion, celui qui s'exerce d'individus à individus.

J'ai mis à dessein les mots individus au pluriel ; en effet, l'influence directe d'un entendement, d'une volonté peut se manifester sur plusieurs : je montrerai, pour unique exemple l'action de l'orateur sur les foules ;

d'autre part, plusieurs hommes peuvent suggestionner directement un seul individu, témoin les reproches, les compliments qu'un enfant reçoit de ses parents ou de ses maîtres, dans une scène qui l'impressionnera et pourra modifier sa conduite future.

Resserrons encore notre sujet et arrivons à la suggestion directe opérée par un seul individu sur un seul autre. Nous nous approchons de plus en plus de l'objet de ce travail et nous pourrons bientôt établir les bases qui le portent ; mais nous ne sommes pas encore arrivés à la suggestion médicale.

J'ai parlé des procédés de la suggestion directe individuelle, le regard, le geste, la parole etc. Examinons actuellement les formes psychiques que revêt cette intervention d'une pensée sur une autre.

On peut suggestionner par imitation, par intimidation, par persuasion raisonnée ou sentimentale, par maintes autres manifestations extérieures. Et, comme un ensemencement qui prospère plus ou moins, suivant les qualités de la graine et celles du terrain, la suggestion produira plus ou moins d'effet, selon le pouvoir suggestif de celui qui agit et selon la réceptivité de l'autre.

Ai-je besoin de m'étendre sur ces objets que tout lecteur devine. Ne sait-on pas que certaines personnes reçoivent l'empreinte psychique de tous ceux qui les entourent, ne sait-on pas que des individus, des enfants, en particulier résistent à toutes les injonctions, à tous les conseils, et sont aussi insensibles aux bons qu'aux mauvais traitements; d'autre part, est-il nécessaire de rappeler combien certains hommes possèdent de puissance sur ceux qui les approchent, d'autorité dans le conseil et quelle confiance ils savent inspirer.

III

Nous sommes arrivés au véritable objet de cette
étude, à la suggestion médicale, curative. Le nom est
nouveau, mais la chose est vieille comme le monde,
sinon dans la façon dont elle est comprise et exécu-
tée, du moins, dans son but et dans une partie
de ses effets. L'ignorance des anciens temps, dont
nous commençons à peine à nous dégager, a servi
les empiriques d'autrefois ; thaumaturges, prophètes,
devins et sorciers de toutes sortes. Dans les siècles
passés, on faisait déjà marcher les paralytiques, on
ranimait les mourants ou tout au moins ceux qu'on
prétendait tels, on rendait la parole à des muets, la
vue à des aveugles et toutes ces cures miraculeuses
s'effectuaient au moyen de gestes, d'injonctions, de
pratiques bizarres qui n'avaient aucun rapport avec la
médecine pratiquée à ces époques. N'avons-nous pas
vu, de nos jours, et ne voit-on pas encore à cette heure,

certains hommes se disant possesseurs d'un pouvoir surnaturel, faire de semblables prouesses et, par exemple, fait marcher des malades incapables de se tenir debout en leur disant : Levez-vous, vous êtes guéris. Beaucoup de ces faits sont patents et certainement moins extraordinaires qu'ils ne paraissent ; leur interprétation n'a plus rien de mystérieux et j'y reviendrai plus loin, mais il ne faudrait pas croire que la suggestion médicale procède de la même façon, avec une simplicité aussi primitive. A Dieu ne plaise. Son rôle serait à ce compte bien restreint et son avenir bien précaire. En effet, les masses s'instruisent peu à peu, bien qu'avec une extrême lenteur et quoique certains faits de retour en arrière, de superstition locale viennent de temps en temps faire douter des progrès pourtant indiscutables de la connaissance humaine. La relation des anciens miracles, je ne parle que de ceux qui ressortissent au sujet actuel, trouve des sceptiques de plus en plus nombreux. Il viendra un temps, peut-être rapproché, où il sera difficile à un empirique de produire l'effet attendu et de rendre un malade à la santé par une simple injonction ou par l'imposition des mains, quelque majestueux que soient sa prestance ou son geste.

Comment, se dira le patient, cet homme qui ne m'a pas examiné, qui ne sait ni la nature ni la cause de mon mal, qui n'est pas médecin, peut-il avoir la prétention de guérir une affection qu'il ignore ; je ne crois plus aux miracles, je n'admets plus l'existence des sorciers et je ne connais que des hommes, plus ou moins habiles dans l'art de guérir : mais pour guérir il faut savoir. Cet *a parte* du malade de demain, va nous montrer la profonde tranchée qui sépare la suggestion antique, la suggestion impérative, irraisonnée, de la suggestion scientifique dont je vais maintenant commencer l'analyse.

Posons en principe que toute personne qui se plaint de souffrir d'une manière quelconque, souffre en effet. Il n'y a pas de malades purement imaginaires. Il y a des gens qui s'exagèrent l'importance de leur mal, soit qu'ils considèrent ce mal comme sans remède, soit qu'ils redoutent de voir leur santé générale s'altérer de plus en plus. De telles pensées sont déprimantes au premier chef et les troubles nerveux qui résultent d'une fausse appréciation d'un état anormal modifient dans des proportions variables, quelquefois énormes, l'économie des personnes atteintes.

Les exemples abondent. Tous les médecins en ont par devers eux. Que de fois n'avons-nous pas vu venir des gens anéantis par la peur d'une maladie grave dont une conversation antérieure, la vue d'un cas supposé semblable étaient la cause. L'homme a perdu l'appétit et le sommeil. Son unique pensée est qu'il mourra dans un bref délai. Il se reconnaît tous les signes de la lésion incurable dont il s'est forgé la conviction erronée. Vous lui prouvez qu'il se trompe, vous lui affirmez que tout ce qu'il éprouve n'a aucun rapport avec la funeste cáuse qu'il redoute et voilà le calme qui revient tout d'un coup dans son esprit frappé et voilà la guérison qui s'opère sous vos yeux.

C'est de la suggestion curative que vous avez faite, sans emphase, sans injonctions, sans qu'il soit besoin de renouveler la cure, car elle s'est établie en une fois.

Citons un exemple, pour fixer les idées. Nombre de femmes souffrent des seins, par suite de congestions périodiques et parce qu'elles ont souvent des engorgements anodins de la glande mammaire. Or, la crainte du cancer hante la plupart d'entre elles. Quel médecin n'en a vu qui se présentent, désolées et prétendant souffrir atrocement. On les rassure et, grâce à la quiétude qu'on leur inspire, les douleurs s'atténuent et deviennent négligeables.

Si on pouvait faire croire à un homme atteint d'une rage de dents que son cas est très grave et met la vie en danger, la violence de la douleur deviendrait intolérable, multipliée par l'angoisse morale et cet homme succomberait. Il n'en est heureusement pas ainsi dans le train ordinaire des choses; le pauvre patient, malgré sa vive souffrance, garde sa gaîté et l'équilibre de son système nerveux.

Mais, poursuivons. Nous venons de voir la souffrance agir par deux élements : son existence et l'importance que nous lui attribuons. Elle offre une autre modalité, non primitive, celle-là, mais qui résulte du trouble apporté dans l'économie par un état névropathique dû à une cause quelconque dont le malade se préoccupe vivement. Celle-là encore, celle-là surtout est curable par la suggestion.

Voici une jeune femme qui se plaint de troubles multiples, purement nerveux. Quand les accidents lui arrivent, elle est prise de palpitations douloureuses ; elle s'inquiète, elle craint d'avoir une maladie du cœur. Suggestionnez-là, guérissez sa névropathie et les désordres cardiaques secondaires disparaîtront en même temps que leur cause.

Suivant la vieille classification des fonctions de l'entendement, les phénomènes psychiques peuvent se rat-
tacher à trois processus : les idées ou sensations, les
jugements, les votitions. C'est à ces trois ordres de
manifestations que s'adresse la suggestion médicale,
portant son effort de préférence sur celle qui s'éloigne
le plus de l'équilibre physiologique ; mais ce sont surtout les troubles de la volonté qui nécessitent son intervention curative et qui en reçoivent les bienfaits.

Dans ce concours du médecin, dans cette consulta-
tion psychologique, il s'établit, non pas seulement un
échange de demandes et de réponses, comme dans
l'exercice de la médecine ordinaire, mais une discus-
sion pendant laquelle le malade argumente, comme s'il
voulait défendre le bien fondé de son mal, comme s'il
tenait à justifier, en quelque sorte, la légitimité de sa
pénible situation. Il faut que le médecin lui en démon-
tre péremptoirement l'inanité, qu'il lui prouve que les
accidents dont il se plaint vont disparaître, s'il le veut,
et que sa guérison ne viendra que de lui-même. Celui
qui suggestionne doit avoir une autorité suffisante pour
que sa dialectique frappe l'esprit de celui qui se confie

à ses soins et que toute résistance soit vaincue par la variété et la force des arguments.

Voyez combien cette médication diffère de l'hypnotisme tel qu'il est exercé d'ordinaire. Pour faire dormir quelqu'un, l'injonction formelle et non discutée, le geste, le regard, la fascination par un objet brillant suffisent ; ce ne sont pas les parties raisonnantes de l'entendement qui sont prises à partie, l'hypnotiseur s'adresse à des éléments évidemment moins élevés dans la hiérarchie mentale; aussi, tout le monde peut hypnotiser tandis que la suggestion ne peut être faite que par un médecin. Et ce médecin, nous l'avons vu plus haut, n'est pas cantonné dans une pratique spéciale ; il ne lui suffirait pas d'être disert, éloquent ; ce n'est pas dans sa situation, quelque imposante qu'elle puisse être, ce n'est pas l'ascendant extrinsèque qu'il possède, ce n'est pas dans son renom qu'il puise la force dont il a besoin pour réussir ; c'est dans un examen complet du malade, qu'il trouve les arguments nécessaires et la puissance de persuasion qui guérira.

Mais revenons à l'analyse de la pensée humaine ; nous trouverons dans cette étude, les bases sur lesquelles s'appuie la médication psychique que nous traitons actuellement. La division classique citée plus haut et qui consiste à séparer en trois classes, les différents processus de l'entendement est artificielle et ne répond pas aux besoins de la philosophie moderne. Nous allons le voir mais, avant d'entrer dans cet examen, je dois dire que la théorie fondamentale de la pensée nous importe peu ; qu'on appelle âme ou cerveau le foyer de l'entendement, nos explications, nos déductions seront les mêmes et les applications médicales, à plus forte raison demeureront identiques.

Or, le fonctionnement du sensorium se réduit à deux termes : *l'image* et *l'action*. L'image, c'est la représentation intérieure des impressions qui nous viennent du dehors ou de l'intimité de notre être : c'est la sensation produite par la lumière, par le chaud ou le froid, par le besoin de respirer, par la douleur. Toute image se met en relation avec d'autres images, se complique, se multiplie sans que nous ayons nécessairement conscience des phénomènes qui s'effectuent ; les images ou idées s'associent, soit avec des idées simultanées, soit avec d'autres plus anciennes dont notre âme ou notre encéphale — peu importe le mot, — a gardé la trace et qui sont demeurées en nous à l'état du souvenir. L'exposition de ces faits est si facile, lorsqu'on les rattache au fonctionnement du cerveau que nous admettrons, pour plus de simplicité l'autonomie de l'organe. Rappelons-nous toutefois que cette façon de raisonner ne préjuge ni l'existence ni la non-existence de l'âme. Ne sait-on pas que les philosophes qui croient à un principe indépendant de la matière sont néanmoins forcés de reconnaître que l'âme ne peut se manifester sans l'aide du cerveau et que, semblable au virtuose qui, bien qu'in-

dépendant de son violon en est solidaire au point de ne
rien pouvoir sans lui, l'âme, si elle existe, ne peut té-
moigner de ses facultés que par l'entremise de l'encéphale.

Les images ou idées venues du dehors ou du dedans
de nous-mêmes, s'associent donc d'une infinité de manières et, sans que nous en ayons conscience, se modifient, se compliquent, agissent sur les fonctions diverses de notre économie, activent ou ralentissent tel
ou tel processus organique. Devant une vive lumière,
on cligne des yeux ; un bruit soudain fait palpiter le
cœur ; la crainte d'un heurt nous fait porter les mains
en avant, dans un mouvement inconscient de défense.
Ces manifestations involontaires, les physiologistes les
nomment des *réflexes*, montrant par cette appellation
qu'ils attribuent à une sorte de réflexion, semblable à
celle que produit un miroir sur un faisceau lumineux,
cette transformation d'une sensation en mouvement.
Mais si on cherche à suivre les opérations successives
qui constituent le réflexe, on voit que leur nombre est
plus grand, la plupart du temps, que ne l'indiquerait
la dénomination du phénomène.

Sans doute, il existe des réflexes très simples qui
s'effectuent sans l'intervention de l'encéphale et par la
seule action médullaire, témoin la secousse des muscles extenseurs de la jambe qui suit la percussion du
tendon rotulien. Sans doute le cerveau lui-même
est le siège de nombreux phénomènes de réflexion di-

recte, comme par exemple, le clignement des paupières
que produit instantanément l'attouchement du globe
oculaire, mais on a conservé le nom de réflexe à des
processus bien plus complexes.

Prenons l'exemple des mouvements de défense qui
suivent l'apparition d'un danger : soit la chute d'un
objet qui peut nous blesser. Nous avons vu : premier
fait, une sensation. L'expérience nous a appris que cet
objet, solide et pesant, est de nature à nous blesser
s'il nous atteint ou, qu'en général, tout corps d'un certain poids, pouvant tomber sur nous est à redouter ;
deuxième fait : un jugement fondé sur les souvenirs
innombrables dont nous sommes possesseurs.

La sensation a donc été transformée en cette idée,
plus ou moins consciente, d'un péril qu'il faut éviter.
Une troisième opération s'effectue à ce moment, basée,
elle aussi, sur le souvenir ; nous estimons que l'acte
consistant à lever les bras pourra être efficace et nous
garantira du danger. C'est alors que se produit un
quatrième travail encéphalique ; nous ordonnons aux
muscles appropriés d'effectuer l'élévation des bras,
l'extension des mains, l'écartement des doigts, la pro-
nation des avant-bras, la flexion de la tête, l'abaisse-
ment des paupières, ensemble très complexe de mouvements dont la nécessité fait partie de nos connais-
sances acquises et dont l'exécution s'opère avec l'ai-
sance que tout le monde connaît. Et tout cela dure une
fraction de seconde, avec bien d'autres mouvements

harmoniques qu'il eût été trop long de citer et pourtant notre volonté n'est intervenue en aucune façon depuis la sensation initiale, jusqu'à la posture définitive que nous avons prise. Nous voyons donc une longue succession de phénomènes cérébraux : des idées, des associations d'idées, des souvenirs, d'anciens raisonnements, des ordres multiples se manifester dans notre vie, sans que notre conscience y participe, et quelquefois même, sans qu'elle en ait la simple notion. Il est donc manifeste que des jugements incessants et compliqués se font dans notre esprit, sans qu'ils arrivent à notre connaissance. Ce ne sont pas ces jugements là que vise la division classique des opérations de l'entendement en trois ordres, sensations, jugements, volitions. Aucune place n'est laissée dans l'antique doctrine pour ces manifestations dont je viens de citer un exemple : vous admettrez donc bien que la classification est mauvaise ; incomplète et inexacte.

Nous venons de voir les images s'associant entre elles sans que notre conscience ait la notion de ce travail ; tout change lorsque notre attention s'éveille et nous entrons dans un nouveau domaine. Sous la direction imposée à des idées que nos sensations ont fait surgir, les associations prennent une marche déterminée et le jugement tel que l'entendent les philosophes, apparaît. Il ne s'agit plus d'une sorte de travail automatique du cerveau mais d'une action volontaire qui embrasse, non seulement les volitions de l'Ecole, mais les rapprochements, les comparaisons des images, c'est-à-dire les jugements. Il n'y a donc que deux formes du processus de l'entendement; *l'image* et *l'action*. Eh bien, c'est sur l'action que se porte l'effort curatif de la suggestion médicale. Elle n'agit pas seulement sur la volonté, mais sur le raisonnement, sur la façon de conduire l'association des idées.

Prenons des exemples. Une personne nerveuse se croit incapable de traverser une place publique, un espace espace libre qu'elle a à franchir. A celle-là, je dis : si vous voulez, vous pourrez. Je lui montre l'inanité de ses craintes, je lui affirme la possibilité de vaincre, du premier coup, son appréhension fictive, j'exerce une influence sur sa seule volonté.

Une autre malade se prétend atteinte d'une affection de l'estomac qui l'empêche de manger à sa faim. Comme j'ai suffisamment observé cette névropathe pour être sûr qu'elle digère normalement, je lui prescrit de prendre de copieux repas, sans crainte et j'arrive à la convaincre du mal fondé de ses opinions. Ici j'ai dirigé le traitement psychique, non sur la volonté mais sur le jugement, j'ai redressé un raisonnement erroné et, si l'obéissance que je réclame est une pesée sur la volonté de la malade, cet élément de ma cure n'est que secondaire, mon effort a surtout porté sur l'association de ses idées dont j'ai rétabli le bon enchaînement.

L'activité cérébrale est consciente ou inconsciente ; nous avons dit ce qu'il faut entendre par cette proposition. Nous avons vu le fonctionnement encéphalique, la cérébration se manifester par d'innombrables phénomènes ; nous avons assisté à l'incessant travail psychique dont nous sommes à la fois les acteurs, les témoins, les critiques, le théâtre ; nous avons passé en revue les modifications que la suggestion raisonnée apporte dans *l'action* cérébrale.c'est-à-dire, dans l'association consciente des idées, dans l'attention, dans a volonté. La suggestion qui faisait l'objet de cette analyse ne s'adressait ni aux sensations, ni aux images résultant directement des impressions venues du dehors ou du dedans. Celle que nous allons étudier actuellement est d'un ordre tout différent, presque opposé ; au lieu d'agir sur *l'action*, c'est sur *l'image* que porte son effort et les cas dans lesquels elle est utile diffèrent autant de ceux où la suggestion raisonnée réussit que cette autre suggestion diffère de celle que nous venons de décrire.

Appelons-la : *suggestion impérative*. Dans ce mode d'intervention médicale, ce n'est plus par une accumulation de preuves et d'arguments qu'on agit sur le malade, c'est par l'ordre formel qu'on lui donne et, quand l'opération réussit, c'est grâce à l'obéissance passive, inconsciente du sujet.

Si on pouvait mettre en schéma les deux manières de suggestionner, on résumerait par ces mots la première :

Vous n'êtes pas malade ; guérissez-vous vous-même,

et la seconde.

Je vous somme de guérir.

Tel cas ressortit à l'une de ces deux cures, tel cas nécessite l'autre, sans que le médecin sache toujours, d'avance, à laquelle des deux il devra avoir recours.

Comment agit la suggestion impérative ? Elle agit en provoquant des images ; elle se substitue aux causes naturelles des diverses sensations et par elle seule, sans le secours des excitations extérieures ou internes qui physiologiquement produisent et entretiennent la cérébration. Elle devient l'unique moteur du fonctionnement encéphalique ; elle crée les idées, leurs associations, leurs conséquences émotives, motrices, et, quand son action s'opère, elle apporte, à l'insu du sujet, pour un temps plus ou moins long, un autre *moi* dans son *moi*.

Cette suggestion, dont Bernheim est le représentant,

confine à l'hypnotisme ; pour le professeur de Nancy, elle est l'hypnotisme même et le sommeil provoqué ne serait à son sens qu'une variété dans l'espèce, ou, pour employer le langage des mathématiciens, un cas particulier. Bernheim affirme que toute personne hypnotisable est également suggestible à l'état de veille ; que toutes les hallucinations, toutes les associations d'idées fallacieuses, tous les mouvements, toutes les inhibitions peuvent être réalisés sur des sujets non endormis, aussi bien que pendant le sommeil hypnotique.

On connaît les théories de cet auteur. Pour lui, la suggestibilité est une propriété normale du cerveau humain et l'état d'hypnose provoquée n'est pas davantage le signe d'une affection névropathique confinant à l'hystérie. Admettons ces idées mais avec les restrictions qu'elles comportent. Comme il n'est pas possible de définir la santé, non plus que la maladie, comment pourrait-on affirmer que tel fonctionnement cérébral est normal, tel autre morbide ? Peu importe donc que les sujets très suggestibles et hypnotisables soient des malades ou non. Une seule chose est à retenir, qui peut se formuler ainsi : Un certain nombre de personnes acceptent, sans pouvoir exercer un contrôle mental suffisant, des images, des jugements, des actes qu'on leur suggère. Parmi ces phénomènes qu'on arrive à leur faire subir, on peut noter un sommeil spécial favorable à de nouvelles suggestions. Et voilà tout. Mais avez-vous remarqué un petit membre de phrase qui détermine toute la définition : *Ces personnes ne peuvent exercer un contrôle suffisant* pour résister à la suggestion. Elles ne sont pas malades, elles ne sont pas hystériques, soit, mais le contrôle de leur conscience est débile.

Les effets de la suggestion impérative sont trop connus pour qu'il paraisse nécessaire de les décrire longuement. On sait que la parole de l'opérateur actionne le cerveau à la manière des excitants physiologiques. Elle pervertit, pour un temps variable, le fonctionnement cérébral et lui impose des sensations factices, des associations d'idées imaginaires, des souvenirs erronés, des mouvements automatiques, des inhibitions irrésistibles. On sait également que la répétition de cette main-mise sur l'individualité psychique d'autrui amollit les résistances et suivant l'expression de Bernheim, entraîne le sujet.

J'estime que cet entraînement n'est pas sans danger et qu'il désagrège, en quelque sorte, cette partie de l'entendement à laquelle nous avons le droit de tenir le plus : l'inviolabilité de la conscience. J'en ai pour preuve la veulerie de ceux qui sont accoutumés à subir ces pratiques, leur désir dissimulé et malsain de recommencer l'épreuve pour retrouver une sorte d'ivresse indéfinissable et, d'autres fois, le résultat inverse, la peur de retomber sous l'influence de l'hypnotiseur, l'antipathie, la haine même qu'il leur inspire.

On ne saurait trop s'élever contre la facilité avec

laquelle certains médecins font de la suggestion impérative ou provoquent l'hypnose sans nécessité thérapeutique et pour le seul plaisir de se donner ou de montrer les étranges résultats qu'on peut en obtenir. Mais comment apprécier la conduite de l'hynoptiseur non médecin. S'il prétend traiter, son ignorance et son outrecuidance sont répréhensibles, mais quand il exerce ses talents dans le seul but de produire les effets déconcertants de l'automatisme suggéré, il est coupable sans conteste.

Revenons à la critique de la suggestion, avec ou sans hypnose. On croirait *a priori* que le sommeil, provoqué au préalable, augmente le trouble introduit par la suggestion dans le fonctionnement de la pensée. Je crois qu'il n'en est rien ; que l'hypnose, au contraire, en anéantissant ou, tout au moins en diminuant le contrôle de la conscience, enlève à l'esprit du malade l'appréhension que doivent inévitablement lui donner, à l'état de veille, les effets de la suggestion impérative sur sa personne.

Croit-on que le patient éveillé ne sera pas profondément, douloureusement surpris, en constatant de ses yeux, de tout son moi que, sous l'influence de la volonté d'un autre, son bras pend, inerte, incapable de se soulever, que son corps est devenu insensible aux piqûres, et ne pense-t-on pas que cette angoisse pourra parfois provoquer ou augmenter les désordres d'un esprit déjà mal équilibré.

Rien de semblable, s'il est préalablement endormi. Dans cet état d'hypnose, la connaissance est devenue si vague que les évènements les plus extravagants paraissent tout naturels ; de sorte que le patient, au milieu de son rêve, car il s'agit vraiment d'un rêve provoqué, ne trahira aucun émoi en obéissant aux injonctions les plus extraordinaires.

Au réveil, tout sera d'ailleurs oublié, sauf les ordres donnés qu'il exécutera par la suite. Il est inutile d'entrer dans le détail de ces faits, que personne n'ignore. Je voudrais m'arrêter sur un seul point : le souvenir que l'hypnotisé conserve grossièrement, de ce qui a été accompli. Il sait, la plupart du temps, que vous l'avez endormi ; il garde, vis-à-vis de vous, une timidité souvent hostile, il fuit votre regard, il comprend que, malgré lui, vous pouvez l'endormir de nouveau, il s'avoue qu'il est jusqu'à un certain point sous votre dépendance.

Cette situation peut être utile dans maintes circonstances mais, avouons-le, elle a quelque chose de pénible, de brutal qui doit imposer au médecin la plus grande réserve.

Quelle différence avec les résultats émotionnels de la suggestion raisonnée. Ici, le malade semble heureux qu'on ait fait appel à son intelligence, à sa bonne volonté. Il est reconnaissant envers le médecin de l'avoir pris pour auxiliaire de la cure ; il s'ouvre à lui tout entier, dans des confidences qui lui plaisent d'au-

tant plus que son entourage a parfois montré quelque
impatience à les entendre ou que lui-même n'a pas osé
les faire compendieusement à ses proches et lorsqu'il
se sent guéri, avec la gratitude qu'il éprouve pour le
médecin, il sent qu'il est en partie l'artisan de sa guérison et s'en montre fier.

Réservons donc, pour les cas extrêmes, la suggestion impérative et faisons, le plus souvent possible, de
la suggestion raisonnée.

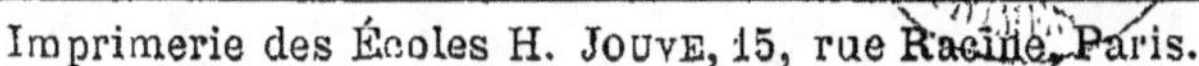

Imprimerie des Écoles H. Jouve, 15, rue Racine, Paris.

IMPRIMERIE H. JOUVE, 15, RUE RACINE, PARIS